AF306242

NOTICE

SUR LES PROPRIÉTÉS MÉDICALES

DES

EAUX DE LOËCHE.

IMPRIMERIE DE MADAME DE LACOMBE,
Faubourg Poissonnière, 1.

NOTICE

SUR LES PROPRIÉTÉS MÉDICALES

DES

EAUX DE LOËCHE,

PRINCIPALEMENT

DANS LES SCROPHULES, LES DARTRES, LES RHUMATISMES, ET PLUSIEURS ESPÈCES DE MALADIES NERVEUSES ;

Par P. FOISSAC,

DOCTEUR EN MÉDECINE DE LA FACULTÉ DE PARIS.

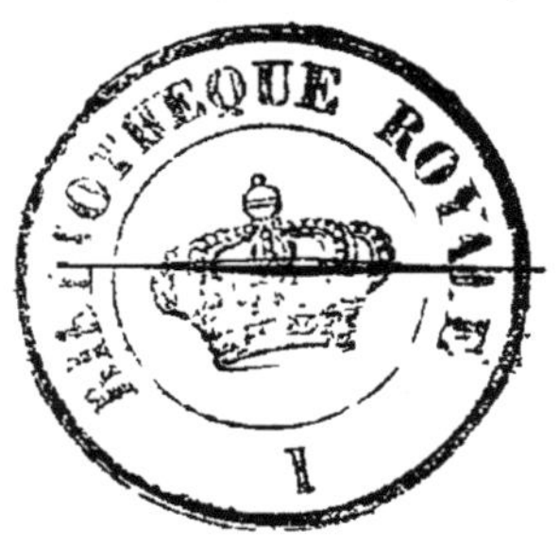

A PARIS,

Chez J.-B. BAILLIÈRE,

LIBRAIRE DE L'ACADÉMIE ROYALE DE MÉDECINE,
RUE DE L'ÉCOLE DE MÉDECINE, N° 13 bis.

———

1836.

NOTICE

SUR LES PROPRIÉTÉS MÉDICALES

DES

EAUX DE LOËCHE.

CONSIDÉRATIONS

SUR LES EAUX MINÉRALES.

Dans les affections chroniques, où échouent si souvent toutes les ressources de la thérapeutique, les eaux minérales offrent encore au médecin une mine riche et féconde en moyens curatifs. Mais il est triste de penser que ces trésors de santé, que la nature nous prodigue avec tant d'abondance, soient en quelque sorte stériles pour le bien des malades. Quel petit nombre, en effet, y trouvent un soulagement à leurs maux! Combien est plus considérable, le nombre de ceux pour qui l'effet de ces eaux salutaires est complètement nul, et qui voient s'évanouir l'espoir de guérison qu'ils fondaient sur elles! Heureux encore, lorsqu'il n'en résulte pas une augmentation de souffrances ! Car, l'expérience a prouvé que les maladies chroniques où l'on a abusé des remèdes, et surtout des eaux thermales, sont d'une guérison bien plus difficile, que les mêmes maladies, vierges en quelque sorte de tout traitement.

A quoi tiennent autant d'insuccès et de funestes résultats ? On reprochait autrefois, et ce n'était pas sans raison, aux médecins inspecteurs des eaux minérales, de les préconiser sans discernement et de les appliquer à toutes les maladies. Mais on pouvait leur reprocher avec bien plus de fondement encore, de ne point tenir un registre suivi d'observations rigoureuses, où le bien et le mal fussent notés avec une égale vérité, et de ne point publier les résultats de cette importante clinique. Quelques-uns d'entre eux veillaient exclusivement à leurs intérêts; l'ignorance des autres paralysait tout le bénéfice des eaux. Cette branche précieuse de l'administration médicale s'améliore de jour en jour. On voit maintenant, à plusieurs de ces sources, des médecins instruits dont les talens et le caractère sont à la hauteur de leur mission, qui connaissent parfaitement leurs eaux minérales, et savent en diriger l'administration avec autant de désintéressement que d'habileté. On pourrait citer pour modèle l'établissement du Mont-d'Or, où M. le docteur Bertrand a tracé la route que devraient suivre tous ses confrères.

Les médecins des grandes villes ne connaissent qu'imparfaitement les sources thermales, et les prescrivent avec trop de légèreté. C'est quelquefois un moyen de se débarrasser d'un malade qui les importune ou qui ne guérit point, et de trancher le nœud gordien d'une maladie désespérante. Trop souvent aussi, le médecin qui ne croit pas que les eaux aient des vertus positives et déterminées, consulte lui-même l'inclination des malades ou cède à leurs sollicitations. Il n'y a pourtant dans mon esprit aucun doute à cet égard : toute eau minérale exerce sur le corps humain, une action, quelquefois latente et inaperçue, mais dont les conséquences bienfaisantes ou fâcheuses se manifestent plus tard.

La connaissance des principales eaux minérales serait d'une haute utilité pour le médecin. Mais, comment pouvoir les étudier toutes ? *Ars longa, vita brevis !* Des monographies consciencieuses suppléeraient jusqu'à un certain point, à ce défaut de connaissances pratiques. Mais, nous l'avons déjà dit, nous n'en possédons presque aucune. Qui pourrait nier le talent de quelques-uns des hommes qui ont écrit *ex professo* sur ce sujet d'une aussi haute importance ? Et cependant, qu'on lise dans leurs traités l'article des propriétés médicales, et l'on verra qu'à de très rares exceptions près, ce sont toujours les mêmes maladies qu'on dit être guéries à presque toutes les eaux. Ce sont : les langueurs de digestion, les engorgemens passifs des viscères, les paralysies atoniques, les scrophules, les dartres, les rhumatismes, etc. Comment faire une application judicieuse d'aussi désolantes généralités, à une foule de maladies si diverses ?

C'est aujourd'hui un fait reconnu des savans, et confirmé par l'expérience , que l'analyse chimique des eaux minérales n'a pas rempli les espérances qu'elle avait fait concevoir d'abord. Comment ne pas croire, en effet, que la découverte des principes constituans des eaux nous expliquerait la cause de leur action médicinale, et deviendrait pour la thérapeutique une source abondante d'énergiques et salutaires indications? Quelle conquête pour la science , et pour la pratique médicale, si la chimie nous avait fait connaître l'agent curatif d'une eau thermale , et nous avait enseigné l'art d'en reproduire les vertus par une imitation fidèle ! Mais qui oserait dire aujourd'hui que les eaux minérales factices pourraient remplacer les eaux naturelles ? A-t-on jamais, loin de la mer, pris des bains dont l'action et l'efficacité rappellent ceux de Dieppe et de Brighton ? Certainement, l'immensité d'eau qui vous environne , le choc électrique des vagues, le renouvellement conti-nuel des flots, ne sont pas les seules causes de cette différence ; il y a dans les eaux de la mer, comme dans les eaux minérales, une vertu intime, si je puis m'ex-primer ainsi, un mouvement, une vie, dont la nature, si riche en phénomènes, s'est réservé le secret. Et déjà, l'eau qu'on transporte loin de la source, se décompose, comme la fleur qu'on coupe sur sa tige ; ce n'est bientôt plus qu'un cadavre. Cette vertu, ce mouvement, cette vie, quels sont-ils ? Nous l'ignorons ; la vie et son prin-cipe échappent au creuset de la chimie, comme au scalpel de l'anatomiste.

Il est impossible de reconnaître, d'après la simple analyse d'une eau thermale, quels effets elle doit produire, et les vertus dont elle est douée. Le sel, qui souvent y existe en plus grande proportion, n'a aucune propriété en médecine, aucune influence sur l'organisme humain. Des principes que nous supposons inertes, sont peut-être ceux dont la nature se sert pour la guérison des maladies. Aussi, nous voyons certaines eaux minérales contenir un grand nombre de substances analogues, et différer essentiellement par leur action médicinale, tandis que des sources dont la composition est tout opposée, dont les principes constituans n'ont aucune analogie, se rapprochent par leurs vertus, et guérissent les mêmes maladies. Ce n'est donc pas à la chimie qu'est due la découverte des propriétés des eaux thermales ; elle est tout entière le fruit du hasard et de l'empirisme, rectifiés par une sage expérience.

Les sources thermales ont été fréquentées dès la plus haute antiquité , par les hommes supérieurs de leur siècle. Dans les temps modernes, elles sont devenues l'objet de la prédilection de la classe opulente. Leur efficacité a été particulièrement reconnue chez les hommes qu'a usés le travail de l'esprit, et sur qui les passions du monde ont exercé leur violent empire. D'un autre côté, il faut reconnaître que la classe de la société qui doit exciter notre commisération au plus haut dégré, parce qu'après la douleur il n'y a pas de mal plus réel et plus poignant que la misère, il faut reconnaître, dis-je, que les indigens, et les pauvres habitans des campagnes ne sont point déshérités des bienfaits et des consolations que les eaux thermales prodiguent aux riches. Leurs maladies consistent surtout en scrofules, triste apanage des privations; en rhumatismes, fruit du travail et de l'intempérie des saisons; en dartres et autres maladies cutanées, résultat de la malpropreté et d'une nourriture malsaine; eh! bien, ces maladies sont celles où les eaux minérales déploient leur plus grande énergie. Les traitemens des médecins ne les ont point dénaturées; ces constitutions neuves et fortes reçoivent d'un remède approprié, une amélioration sensible, et quelquefois une guérison complète et durable.

Le temps a consacré l'usage de se rendre aux sources thermales dans la saison la plus chaude de l'année. Elles sont surtout fréquentées pendant les mois de juin, juillet, août; quelquefois aussi pendant les mois de mai et de septembre. Quelques malades, dans différentes localités, à Tœplitz, Barèges, Loëche, etc., ont pris des bains en hiver et en ont obtenu de bons résultats. La boisson des eaux sulfureuses, et de celles de Vichy, Spa, Bussang, etc., a été utile dans toutes les saisons; ce qui prouve qu'en se rendant, l'été, aux sources thermales, les malades et les médecins ont autant consulté leurs convenances, qu'une indication absolue et rigoureuse des eaux. Cependant, on observe en médecine, et le fait n'est pas moins exact quoiqué vulgaire, que le traitement des maladies chroniques a plus d'efficacité au printemps, à l'époque où le réveil des forces de la nature active la fécondation, régénère les êtres, et communique une vigueur nouvelle aux plantes comme aux animaux. Les établissemens les plus importans d'eaux thermales, sont situés au milieu des montagnes couvertes de neiges et presque inabordables. On peut ajouter que l'exhalation cutanée, qui est l'un des effets les plus généraux et les plus désirés des eaux, est favorisée par une température douce et chaude, tandis que les vents glacés de décembre et de janvier, et les variations atmosphériques brusques et opposées refouleraient sur les organes intérieurs, l'émonctoire qui s'établit au dehors, et qui est l'une des conditions du rétablissement de la santé.

Les eaux minérales peuvent en général être prises sans aucune préparation; quelques cas exceptionnels exigent seuls une médication particulière. La saignée, les rafraîchissans, les purgatifs, suffisent aux plus communes indications. Mais on ne doit y recourir que lorsque ces moyens sont rigoureusement exigés par l'état et la constitution des malades.

Il est de rares circonstances où il devient nécessaire de prendre des remèdes étrangers pendant la cure des eaux. Une phlegmasie peut menacer la tête, la poitrine, ou l'un des organes de la cavité abdominale ; et lorsque les adoucissans, un régime alimentaire doux, et un léger exercice ne suffisent point pour détourner l'orage, la saignée ou les sangsues peuvent avantageusement être employées; et, loin de nuire à l'action des eaux, ces moyens contribuent à les rendre plus efficaces. Il arrive quelquefois que les fonctions de l'appareil digestif éprouvent une perturbation qui s'annonce par la perte d'appétit, un goût d'amertume à la bouche, des digestions laborieuses, et des rapports désagréables. Dans des cas de ce genre, on se trouve bien de prendre une once de sulfate de magnésie, ou tout autre purgatif analogue.

La constipation opiniâtre, qui tourmente surtout les personnes qui habitent les grandes villes, augmente quelquefois au commencement d'une cure par les eaux minérales. Il devient alors nécessaire de recourir soit au sulfate de magnésie, soit à quelques pilules légèrement purgatives ; mais en général, une eau minérale bien appropriée à la constitution du sujet et à la nature de la maladie, a pour effet consécutif presque certain, de diminuer, et même de vaincre entièrement la constipation.

La syphilis est l'une des complications les plus fâcheuses des maladies dans lesquelles conviennent les eaux thermales ; et l'on ne peut guère s'en promettre quelque succès avant d'avoir attaqué le vice spécifique par un traitement approprié. Les eaux des Pyrénées, et en général les eaux sulfureuses, peuvent s'administrer conjointement avec les moyens anti-syphilitiques ; et l'on a souvent triomphé, par cette alliance des mercuriaux avec les préparations sulfureuses, de vieilles maladies enracinées, dont les traitemens les plus énergiques n'avaient pu extirper le principe. Dans toute autre circonstance, l'usage des sources thermales a pour effet presque immédiat, une augmentation du mal, qui force à les suspendre. On a prétendu que les eaux de Loëche, et quelques autres, étaient salutaires après un traitement anti-syphilitique. Il ne peut y avoir à cet égard que des indications individuelles ; il est impossible d'établir des règles positives.

C'est un usage presque général, d'allier les dépuratifs à l'action de l'eau minérale, surtout dans les affections cutanées. On donne à cet effet soit des sucs d'herbes, soit du sirop anti-scorbutique préparé avec les plantes fraîches des montagnes. Les médecins qui les prescrivent ne savent point au juste si ces remèdes favorisent ou contrarient la cure entreprise; il serait bien plus rationel de laisser agir librement et sans concurrence le principe des sources médicatrices, et de prescrire plus tard, si le cas l'exige, un traitement dépuratif convenable. Enfin, quoique les eaux thermales soient appropriées à l'état d'un malade, elles l'éprouvent quelquefois, c'est-à-dire qu'elles exaspèrent toutes ses souffrances, et réveillent des douleurs qui avaient disparu depuis long-temps. Les malades ne doivent point s'effrayer de cette aggravation de mal, quand elle ne dépasse point de justes bornes. Elle est, au contraire, d'un augure très favorable pour la guérison. Mais il ne faut pas que cette *épreuve* soit poussée au point de jeter un trouble grave dans les fonctions essentielles, de causer une forte fièvre, et de faire naître des symptômes nouveaux et alarmans. Le médecin ignorant ou prévenu pourrait confondre l'aggravation propice des eaux, avec les plus fâcheux effets qu'elles déterminent, et tuer le malade en les continuant. Cependant on voit quelquefois une agitation nerveuse excessive, des douleurs vagues, de l'insomnie, survenir soit au commencement, soit au milieu d'une cure qui d'ailleurs s'annonce favorablement. Dans de pareils cas, il faut modérer l'action trop vive des eaux, et calmer le système nerveux par des moyens adaptés aux circonstances de la maladie : le plus efficace et le plus sûr, est l'influence douce et bienfaisante du magnétisme.

Je n'ai point à m'occuper de l'alliance de deux eaux minérales, l'une en bains, l'autre en boissons, ainsi qu'on le pratique quelquefois en Allemagne, et surtout aux eaux de Tœplitz. Ces combinaisons adultères ne sont-elles pas une suite de cette vieille routine de l'ancienne école, qui adressait un remède à chaque symptôme de maladie, et croyait que la nature était le ministre du médecin, tandis que le médecin ne doit être que l'interprète de la nature. Quoi qu'il en soit, et sans proscrire d'une manière absolue une pratique contre laquelle se révolte le raisonnement médical, nous croyons que l'administration simultanée de deux eaux minérales doit donner naissance à une série de nouveaux phénomènes, et qu'il ne suffit pas de connaître, par exemple, les eaux de Tœplitz et celles de Marienbad, pour savoir quels effets on peut se promettre de ces deux sources réunies ; cette combinaison doit être elle-même l'objet d'une étude particulière et approfondie. Il n'est pas question ici des eaux provenant d'un même foyer, comme celles de Bonnes, de Barèges et de Cauterets. Lorsque les sources sont d'une même nature et d'une même composition, il ne s'agit plus que de déterminer le degré exact de force qui convient à chaque tempérament. Ces fusions sont une richesse de plus qui permet d'approprier une eau minérale à une plus grande quantité de maladies.

Le médecin est souvent embarrassé pour répondre aux

gens du monde qui lui demandent de combien de bains
se compose une cure. Est-ce vingt-un? est-ce vingt-cinq?
ou tout autre chiffre ? Les malades croient beaucoup,
et les médecins fort peu à la vertu des nombres. Au
reste, les eaux minérales sont si différentes en qualités,
et si riches en phénomènes, qu'il est difficile, impossible même de tracer à ce sujet des règles positives.
Mais dans les choses les plus vagues et les plus mobiles,
l'observation recueille encore quelques principes, et je
vais les indiquer brièvement.

Les eaux minérales dont l'action est vive, prompte
et énergique, ne veulent être prises qu'un temps déter-
miné, ordinairement fort court. Le médecin de chaque
localité fixe ce terme qu'il est imprudent de dépasser.
M. le docteur Bertrand cite l'exemple d'un malade qui,
s'étant trouvé débarrassé, par une saison des eaux,
d'une affection goutteuse, voulut, contre ses avis,
continuer, et avec excès, l'usage des bains et des douches. Il fut repris au bout d'un temps très court, de
toutes ses souffrances, dont l'usage modéré des eaux
l'avait délivré, et il les conserva. Il est rare que les
malades ne commettent pas d'imprudence en prenant les bains de mer. Ils ne peuvent se persuader qu'il
suffit ordinairement de quelques immersions au milieu
des vagues pour produire tout l'effet désirable. Mais
tantôt, ils les prolongent sans l'aveu du médecin, au-
delà de cinq, dix, vingt minutes; tantôt, ils se baignent deux fois par jour pendant plusieurs semaines et
même plusieurs mois. Cette stimulation trop répétée
a souvent engendré les plus dangereuses inflamma-

tions, qu'on parvient difficilement à vaincre à force de saignées.

Le terme d'une cure ordinaire varie depuis vingt jusqu'à trente jours. On reconnaît qu'il est temps de cesser le traitement : 1° Lorsque l'affection pour laquelle on l'avait entrepris, est dissipée ; 2° lorsqu'après une certaine amélioration obtenue, on voit survenir des symptômes étrangers, tels que lassitude, faiblesse, perte d'appétit, agitation nerveuse, céphalalgie, etc. ; 3° enfin, lorsqu'au bout de quinze ou vingt jours, la maladie qui, jusque là, n'avait subi aucun changement s'aggrave au lieu de diminuer, et sans qu'il soit possible d'attribuer l'augmentation du mal à une crise salutaire. Il y a un grand nombre d'eaux minérales auxquelles ces règles sont applicables ; et particulièrement, celles du Mont-d'Or, Vichy, Carlsbad, Schinznach, Loëche, etc. Je ne parle pas des cas où les eaux étant mal appliquées, causent dès le début, une telle perturbation et de telles souffrances, que la vie est en danger si elles ne sont pas immédiatement discontinuées.

D'autres thermes, doués cependant de propriétés médicales fort énergiques, ne nécessitent pas la même réserve, et n'imposent d'autre règle et d'autre limite que celles des effets curatifs qu'ils produisent. C'est ainsi qu'en général on continue l'usage des bains sulfureux autant de temps qu'ils font du bien, et même quelque temps après que les symptômes extérieurs ont disparu, afin d'atteindre la racine du mal, et l'empêcher, soit de reprendre la place qu'il a long-temps occupée, soit d'attaquer un organe interne dont les lésions

louchent aux sources de la vie. Toutefois, on ne saurait blâmer avec trop d'énergie, l'usage monstrueux que
l'on fait des bains sulfureux, sans indication et sans
nécessité; tout un avenir de maladies dérive quelquefois
de l'abus qu'on en a fait.

Après avoir pris une saison de bains, c'est-à-dire le
nombre de bains qui est prescrit pour les cas les plus
ordinaires, convient-il d'en prendre une seconde? faut-
il recommencer le traitement tout de suite, ou mettre
un intervalle entre les deux cures? Une seule saison suffit à plus des deux tiers des malades. Une seconde détruit quelquefois les effets de la première, ou jette dans
l'organisme une perturbation qui trouble, et empêche
l'effet consécutif des eaux. Il y a cependant quelques circonstances exceptionnelles où il devient utile, indispensable même, de commencer une saison nouvelle.
Cette indication se présente lorsque le mal attaqué dans
son principe, n'a été qu'ébranlé; lorsque l'amélioration
est incomplète, peu soutenue; lorsque les effets curatifs
au lieu d'augmenter graduellement, déclinent de jour
en jour. On reconnaît à ces signes, que les eaux sont
bonnes, mais qu'une action plus forte et plus prolongée
est nécessaire.

On ne peut généraliser l'époque où doit être entreprise la nouvelle cure des eaux. C'est au moment où
l'amélioration obtenue reste stationnaire ou décroît. Il
y aurait une souveraine imprudence à le faire plus tôt.
Ce terme est indiqué parfois dans les premiers jours
qui suivent la cessation des eaux; parfois il n'arrive
qu'après un intervalle d'un mois ou six semaines. Et

c'est là une étude nouvelle et importante à faire que celle
de la durée de l'action des eaux minérales. On a dit que
l'amélioration qui résulte de leur usage, ne se fait sentir souvent que plusieurs mois après. Cela peut être
vrai à la rigueur, mais rien ne le prouve. Il survient
parfois dans l'état de santé, des changemens brusques,
imprévus, et que ne peut expliquer aucune cause ap-
préciable. Mais l'esprit humain cherche cette cause, et
comme il lui en faut toujours une, il croit la trouver
dans l'événement qui a les rapports les plus immédiats
avec un tel changement. Ce sont de pareilles coïnci-
dences qui ont accrédité beaucoup d'erreurs en médecine, et donné à certains systèmes une vogue éphémère:
Post hoc, propter hoc.

Il n'est donc pas rigoureusement démontré que les
guérisons qui s'opèrent plusieurs mois après avoir pris
les eaux thermales, dépendent d'elles. Mais il n'en est
pas moins vrai que leur effet matériel et en quelque
sorte chimique, se prolonge plusieurs jours et plusieurs
semaines après leur cessation. Cet effet est bien prouvé
par le caractère alcalescent que conservent long-temps
les urines après l'usage des eaux de Vichy. Quant aux
effets physiologiques et thérapeutiques, leur durée est
indéterminée, car il suffit d'une impulsion imprimée à
l'organisme, pour qu'une série de phénomènes physiologiques se continuent et se succèdent par les seules
forces de la nature mises en éveil.

On s'abstient généralement de remèdes, un mois ou
deux après la saison des eaux thermales, pour ne point
troubler le travail réparateur qui s'accomplit et s'a-

chève. Mais ce scrupule ne doit pas s'étendre à l'inter-
diction d'un bain de propreté, comme on a coutume de
le faire. Il est bien entendu qu'on raisonne dans l'hy-
pothèse d'une amélioration; car lorsqu'un mal fait des
progrès., le plus simple bon sens commande de cher-
cher le moyen de le combattre sans aucun retard. .

On cite des personnes qui ont pris avec succès, dans
la même année, et presque sans aucun intervalle, des
eaux thermales de plusieurs sources, qui n'avaient entre elles aucune analogie. C'est ainsi qu'en Allemagne,
on va de Marienbad à Carlsbad, et de Carlsbad à Tœplitz.
Nous n'avons aucune objection à présenter contre les
données de l'expérience, mais il n'y a que des succès bien
positifs qui puissent justifier une conduite en opposition
avec les règles de l'observation commune. Mais lorsqu'il
s'agit de sources analogues par leurs principes chimiques,
et qui ne diffèrent que sous le rapport de leurs forces
et de leur proportion, on peut en retirer d'éminens
avantages, en graduant avec art la puissance du remède
sur le développement et le retour des forces du
malade.

Lorsqu'une eau thermale n'a fait aucun bien une
première année, il est rare que la seconde produise
de meilleurs résultats. A-t-il existé une amélioration
plus ou moins prononcée, on peut se promettre d'une
nouvelle tentative une plus grande réussite, et peut-
être la guérison. Quelquefois cependant, cette espérance est illusoire, et les eaux ont perdu le secret de
calmer la souffrance. Mais si la santé était parfaitement
rétablie, il serait absurde de compromettre la guéri-

son en retournant à des eaux qui peuvent détruire la seconde fois tout le bien qu'elles avaient opéré la première. Je ne conseille donc les voyages de *reconnaissance* qu'aux personnes dont la santé encore chancelante a besoin de se fortifier par un nouveau traitement des eaux.

Les bains de Loëche forment une catégorie à part dans l'histoire des sources thermales. Il sera question dans cette notice de tout ce qui a rapport à leur nature, à leurs effets et à leur administration.

DU VILLAGE DES BAINS DE LOECHE.

—

Le village des bains de Loëche (Leuck) est situé en Suisse, canton du Valais, au pied de la Ghemmi, à sept lieues de Sion, quatre de Sierre, et deux et demie du bourg de Loëche, qui leur a donné son nom. Deux chemins y conduisent : l'un par Berne et Kandersteg, l'autre par le canton du Valais. De Kandersteg aux bains de Loëche, le trajet est de six heures. On le fait sur des chevaux du pays, accoutumés à gravir les sentiers les plus difficiles. Parvenu au sommet de la Ghemmi, on découvre tout-à-coup la chaîne magnifique des montagnes couvertes de neiges qui séparent le Valais de l'Italie ; et l'on voit à ses pieds le petit village de Loëche. La Ghemmi est un immense et haut rocher taillé à pic, où des Tyroliens, en 1736, creusèrent, avec une industrie admirable, un chemin en zig-zag que montent et descendent sans aucun accident les piétons et les chevaux. Les personnes atteintes de vertiges ne pourraient suivre cette route.

Le second chemin des bains de Loëche se fait en longeant la vallée du Rhône par le Valais. Arrivées à Sierre,

quelques personnes prennent des mulets, qui les conduisent en cinq heures aux eaux de Loëche, par Sar-
quen et Varone; mais le plus grand nombre préfèrent
continuer la route du Simplon jusqu'au bourg de Loëche. On parvient ensuite en deux heures, au moyen de
mulets, au village des bains. Il serait très facile de pra-
tiquer un chemin par lequel les voitures pourraient
arriver du bourg au village. Déjà même, le canton du
Valais avait réuni une somme de cent mille francs, la
moitié à peu près de ce que coûterait cette utile entreprise; mais, le croirait-on ? les habitans de Loëche et
de Sierre se sont élevés contre ce projet, dont la réali-
sation serait, à ce qu'ils pensent, préjudiciable à leur
commerce de mulets. Il faut espérer que des considé-
rations d'intérêt privé, n'arrêteront point un travail
que réclame l'utilité publique. D'ailleurs, le nombre
des voyageurs qu'attirerait la commodité des commu-
nications, les dédommagerait amplement de l'impôt
qu'ils prélèvent maintenant sur les malades.

Le village des bains est environné de tous côtés de
hautes montagnes, excepté au midi, où s'ouvre la vallée
qui conduit au bourg de Loëche et à Sierre. Il est élevé
de 4,500 pieds au dessus du niveau de la mer. L'air y
est vif et pur, la température variable, comme l'est en
général celle des montagnes. Il n'y a jamais de chaleur
insupportable; les matinées et les soirées sont toujours
fraîches, et il y règne souvent, à la chute du jour, un vent
nord-ouest, impétueux et froid, connu sous le nom de
vent de la Ghemmi. Le torrent de la Dala, qui parcourt
toute la vallée, prend sa source au sommet des monta-

gnes, à l'est de Loëche, et va se perdre dans le Rhône. L'eau dont on fait usage est agréable et saine ; elle provient d'une source placée à côté même de celle des bains. L'analyse y a fait découvrir une très petite quantité de carbonate de chaux. La salubrité de l'air, des eaux et des lieux, doit avoir une heureuse influence sur la santé des habitans et des baigneurs ; aussi, les maladies endémiques y sont-elles inconnues, de même que le crétinisme et ces goîtres affreux qui défigurent une si grande partie de la population du Valais.

Le village des bains se compose de maisons en bois, fort incommodes, garnies des meubles les plus grossiers. Le 7 janvier 1719, à sept heures du soir, une avalanche tombant de la montagne sud-est de Loëche, le balaya presque en entier, et ensevelit sous ses débris soixante personnes. En 1793, une avalanche moins terrible causa aussi quelques ravages ; et quoique depuis, on n'ait eu à déplorer aucun nouveau désastre, les habitans, sous l'impression de cette crainte, travaillent pour le présent, et ne font rien pour l'avenir. Il suffirait, pour parer à tous ces inconvéniens, de transporter l'établissement, et de bâtir des maisons à quelques centaines de toises plus loin, à l'ouest de Loëche. Mais, accoutumés à voir les étrangers se porter en foule à leurs sources salutaires, les propriétaires ne tentent aucun perfectionnement, et ne paraissent pas se douter qu'avec d'autres conditions, et en mettant à profit toutes les eaux dont cette vallée est si riche, ils pourraient quadrupler le nombre des malades qui y viennent chaque année. Un vice radical et plus préjudiciable en-

core que la chute de l'avalanche, s'opposera pendant
bien long-temps à toutes les améliorations possibles.
Les eaux minérales de toute la vallée appartiennent
maintenant, par droit seigneurial, à une centaine d'in-
dividus; et le maître d'un champ n'est pas libre d'uti-
liser les sources thermales qui l'arrosent, et qu'il peut
y découvrir. La féodalité n'a jamais poussé plus loin
ses monstrueuses exigences. Du reste, les habitans sont
bons et hospitaliers. Les malades trouvent à Loëche des
hôtels garnis à portée de toutes les fortunes. Il y a des
tables d'hôte où la nourriture est saine et abondante.
Je recommande particulièrement l'hôtel de la Maison
Blanche; la pension des frères Brunner; l'hôtel de la
Croix d'Or; celui de M. Villa; et celui de M. Lorétan.
On reçoit, trois fois par semaine, les lettres et les jour-
naux de France et des autres pays.

DES SOURCES THERMALES.

Les premières notions sur les eaux de Loëche, remontent à la fin du xvᵉ siècle. Silinen, évêque de Sion, devint alors propriétaire des bains, et y fit quelques embellissemens. Ils passèrent de lui au cardinal Mathieu Schinner. Plusieurs habitans du Valais, à son exemple, firent construire à Loëche de belles maisons qui furent emportées par l'avalanche. La propriété des eaux thermales que la famille Werra acquit après le cardinal Schinner, appartient maintenant à plus de cent actionnaires.

Il est extrêmement probable que les différentes sources de Loëche ont une origine commune ; on rencontre dans toutes les mêmes principes chimiques. La différence de force et de température s'explique facilement par l'adjonction de l'eau ordinaire, que les diverses branches du foyer primitif reçoivent dans leur cours.

La source Saint-Laurent, la plus importante de toutes, s'ouvre sur la place de Loëche, et fournit environ deux millions de livres d'eau par jour. Sa température est de plus de 40° ; au thermomètre de Réaumur.

A quelques pas de la précédente, coule la source d'Or, qui tire son nom de la propriété qu'elle a de colorer en jaune les pièces neuves d'argent qu'on laisse séjourner vingt-quatre à trente-six heures dans son eau. Mais cette propriété lui est commune avec toutes les autres sources de Loëche.

En dehors du village, et au-dessus des précédentes, on trouve une source moins considérable, qui alimente un fort petit bassin destiné à prendre les bains de pieds.

Au milieu d'une prairie située plus haut, sont les trois sources du bain des lépreux, où se baignent maintenant les malades atteints d'infirmités dégoûtantes. L'eau de ces sources alimente encore le bain des pauvres, qui a été établi depuis un fort petit nombre d'années. L'une d'elles avait reçu le nom de *vomitive*, parce que autrefois on se servait de son eau pour seconder l'action des émétiques, qui accompagnaient toujours l'usage des bains. Mais aucune propriété particulière ne distingue cette source des autres.

En remontant la vallée, sur la rive gauche de la Dala, à dix minutes environ au-dessus de Loëche, on rencontre une source ayant environ quatre pouces de diamètre ; elle jaillit d'une éminence, autour de laquelle on voit dix autres sources moins considérables qui vont se perdre dans le torrent. Les unes ont un dépôt ardoisé ; les autres laissent, sur les lieux qu'elles parcourent, un sillon d'une couleur jaune ocreuse, fortement prononcée. La température de ces eaux varie de 30 à 38°.

C'était là qu'était placé autrefois le bain des guérisons, maintenant détruit par les avalanches.

On trouve encore deux sources sur la rive droite de la Dala, et quatre ou cinq autres moins importantes, qui ne sont pas utilisées. L'une d'elles forme un étang où l'on fait rouir le lin.

DES ÉTABLISSEMENS DES BAINS.

Il y a à Loëche quatre établissemens de bains : le bain Neuf ; le bain des Messieurs ; le bain des Zurichois, et le bain des Pauvres.

Le Bain Neuf, construit en 1818 , est un grand bâtiment de forme carrée, divisé en quatre bassins qui peuvent contenir chacun de trente à quarante personnes. Il est alimenté par la source Saint - Laurent. Trois de ces bassins ont un cabinet de douches, dont ils ne sont séparés que par une petite porte. L'appareil des douches consiste simplement en un réservoir, où une pompe qui joue avec un bruit horrible, conduit l'eau qui retombe perpendiculairement par un trou pratiqué au réservoir. Le baigneur se place, comme il peut, sous la chûte d'eau, et après avoir pris la douche le nombre de minutes exigé, il rentre dans le bassin et fait place à un autre. A chacun de ces carrés sont attachés deux très petits cabinets de toilette, un pour les hommes, et l'autre pour les femmes.

Le Bain des Messieurs est une vieille barraque obscure et malpropre, divisée aussi en quatre bassins qui reçoivent de vingt-cinq à trente personnes, d'une classe moins aisée que celle qui fréquente le bain Neuf. Trois de ces bassins sont alimentés par la source Saint-Laurent, le quatrième par la source d'Or ; il n'y a point de douches.

Le Bain des Zurichois, où se rendaient autrefois un grand nombre de familles du canton de Zurich, n'est fréquenté aujourd'hui que par des malades dont les infirmités sont repoussantes. Il est plus mal entretenu encore que le précédent. A côté de celui-ci, et séparé seulement par une cloison de planches, est le bain des ventouses, dont nous ferons connaître plus loin la destination. La source Saint-Laurent les alimente l'un et l'autre.

Enfin, le *bain des Pauvres*, composé de deux bassins qui reçoivent chacun de vingt à trente personnes, est réservé à la classe indigente. Il est formé par les trois sources de l'ancien bain des Lépreux. Il contient un appareil de douches.

On voit d'après cet exposé, que trente à quarante malades, hommes et femmes, se baignent en commun dans des bassins qui peuvent à peine les contenir. Cette confusion des sexes inspire au premier aspect une forte répugnance qu'on ne tarde pas à surmonter. En effet, il ne vient à Loëche que des personnes réellement malades, que le soin de leur santé occupe presque exclusivement. La longueur des bains serait insupportable si la conversation, quelques jeux d'esprit, et le besoin de se raconter mutuellement ses maux et ses espérances, ne faisaient diversion à l'ennui. La publicité des bains, autour desquels circulent librement les personnes du dehors, est une garantie de la décence qui y règne. A côté des bassins communs, il y a quatre carrés particuliers, fort obscurs et peu commodes, qui sont retenus ordinairement au début de la saison. La source des eaux est si abondante , qu'il serait facile de construire un plus grand nombre de bains particuliers pour les malades qui répugnent à se baigner en commun. De nouveaux établissemens de bains devraient permettre d'en renouveler l'eau matin et soir; car il ne faut pas croire , ainsi qu'on affecte de le dire, que l'usage des piscines qui reçoivent pendant plusieurs heures les excrétions naturelles et morbides d'une trentaine de personnes, soit une cause de salubrité. Il faut ajouter à ces inconvéniens que la température des bassins étant forcément uniforme, ne peut être graduée d'après le vœu des médecins et les besoins des malades. Nous avons fait remarquer combien l'appareil des douches est défectueux; on ne trouve à Loëche ni bain, ni douche de vapeur, ni douche ascendante. Tout se ressent de l'imperfection et de la grossièreté qui accompagnent la naissance de l'art.

Il y avait autrefois à la tête de l'établissement thermal un médecin inspecteur, comme à presque toutes les eaux minérales d'Europe. Si ce praticien habile, qui a mérité la confiance des malades pendant les quarante années où il a été chargé du service des bains, avait reçu des actionnaires la permission d'opérer toutes les améliorations nécessaires, les eaux de Loëche auraient

pris une extension considérable. Maintenant, M. le docteur Gay n'est plus médecin inspecteur des bains. On a
chargé de ce service une personne entièrement étrangère
à la médecine, et que je n'ai pas vue une seule fois
dans l'un des établissemens thermaux. Cependant,
M. le docteur Gay continue à diriger les nombreux malades qui viennent consulter sa vieille expérience. Il serait difficile de trouver un médecin qui réunît à une
aussi grande connaissance des eaux thermales, plus de
solidité dans le raisonnement, et un pronostic plus assuré. Trois autres médecins donnent aussi des soins
éclairés aux malades. Ce sont : M. le docteur Bonvin
qui a publié une notice fort importante sur les eaux de
Loëche, M. le docteur Mengis père, et M. le docteur
Mengis fils, qui recueille des observations sur les pauvres
dont la direction médicale lui est confiée.

Malgré la grande réputation et l'incontestable efficacité des eaux de Loëche, les inconvéniens signalés plus
haut, les empêchent d'être fréquentées par un nombre
de malades aussi considérable qu'on pourrait le croire.
D'ailleurs, ils ne trouveraient de place ni dans les hôtels,
ni dans les bains. Le mouvement des eaux a été, pendant
les trois dernières années, de 426, 416 et 414 personnes.

PROPRIÉTÉS PHYSIQUES.

Les eaux de Loëche sont parfaitement limpides, ino-
dores, sans saveur et sans goût. Leur pesanteur spécifique
est de 1,005. Mal jugées, comme presque toutes les sources
thermales, on les a rangées fort long-temps dans la
classe des eaux sulfureuses, quoiqu'elles ne contiennent
pas un atôme de soufre ou de sulfure. On croit avoir
observé qu'elles dégagent quelquefois une odeur d'œufs
pourris, soit auprès des réservoirs, soit lorsqu'on les
transporte loin de leur source. Mais ce phénomène doit
être attribué, dans le premier cas, à la malpropreté, et
dans le second, à la putréfaction de quelque substance
animale inaperçue.

La source Saint-Laurent et la source d'Or se trou-
blent quelquefois, à la suite des longues pluies, et par
les temps d'orage, mais surtout vers le printemps. Elles
déposent alors un sédiment grisâtre, et ne reprennent
leur limpidité qu'après vingt - quatre ou trente - six
heures. La température des différentes sources est inva-
riable dans toutes les saisons et à toutes les heures de

la journée. La plus chaude et la plus riche de toutes, la source Saint-Laurent, a 41° environ au thermomètre de Réaumur. La température des autres sources n'est pas aussi élevée; les moins chaudes ont encore 27 et 30°

Les bains de Loëche se prennent à la température de 28 ou 29°. On est donc obligé d'en opérer le refroidissement pour en faire usage. A cet effet, on remplit les bassins la veille au soir. On fait passer l'eau à travers une planche percée d'un millier de petits trous; on l'agite à plusieurs reprises dans la soirée; cette opération suffit à peine pour la refroidir au degré convenable; elle ne lui fait perdre ni sa limpidité, ni aucune de ses propriétés caractéristiques. On verra plus loin qu'on prend à Loëche, deux fois par jour, des bains de plusieurs heures; on se baigne l'après-midi, dans les bassins qui ont servi le matin à un grand nombre de malades. L'eau ne serait pas assez refroidie s'il fallait la renouveler. Cependant il y a dans le *bain neuf*, un carré où l'on ne se baigne pas le matin, et qui sert l'après-midi aux personnes qui paient le double du prix ordinaire des bains, qui, du reste, est fort modique.

Quelques personnes paraissent s'étonner qu'on puisse boire l'eau thermale de Loëche, à une température de 40° Réaumur; mais dans l'usage de la vie, on avale toutes sortes de liquides à un degré de chaleur plus élevé encore, sans aucune espèce d'inconvénient.

J'ai voulu vérifier cette assertion généralement reçue, que les eaux minérales se refroidissent avec plus de lenteur que l'eau ordinaire, à la même température. Des

expériences rigoureuses m'ont prouvé que ce refroidissement s'opérait avec une parfaite uniformité ; de sorte
qu'au bout d'une heure, les deux eaux marquaient également 19°, et avaient perdu 22° au thermomètre de
Réaumur. Une quantité pareille d'eau thermale et d'eau
ordinaire que je venais de porter au degré de l'ébullition,
se refroidirent aussi avec la même vitesse. M. le docteur
Bertrand a fait cette expérience avec l'eau du Mont-d'Or,
et a obtenu les mêmes résultats. Je l'ai répétée encore
avec l'eau sulfureuse des Pyrénées, et j'ai toujours vu
que l'eau minérale et l'eau ordinaire soumises aux
mêmes conditions, perdent, dans un temps donné, des
quantités de calorique absolument égales.

Je dois rapporter ici une expérience dont les résultats
ne sont pas conformes à ceux que M. Bertrand a consi-
gnés dans ses *Recherches sur les eaux du Mont-d'Or*. Je
mis sur un feu pareil deux vases de même capacité, con-
tenant environ deux pintes d'eau. J'eus soin qu'ils res-
tassent tout le temps soumis à l'influence de la même
chaleur ; dans l'un était de l'eau froide ordinaire à 14°,
dans l'autre, de l'eau thermale à 40° ; celle-ci entra en
ébullition au bout d'une demi-heure, et seulement une
minute et demie avant l'eau ordinaire.

On croit et l'on répète à l'envi, pour prouver l'efficacité des bains, que les fleurs des montagnes déjà fanées,
reprennent leur éclat en les laissant séjourner quelque temps dans l'eau chaude des bassins. Le fait est
vrai, mais il est tout naturel. Je me suis assuré que
des fleurs cueillies en même temps, se raniment avec

la même promptitude, et sans qu'on puisse noter la plus légère différence, en les plongeant, soit dans l'eau de la source à 40°, soit dans l'eau ordinaire, à la même température, soit enfin dans l'eau froide. J'ai fait ces diverses expériences avec le soin le plus minutieux.

PROPRIÉTÉS CHIMIQUES.

—

Parmi les eaux minérales, aucune n'a donné lieu à plus d'erreurs que celles de Loëche. Les anciens croyaient qu'elles contenaient du cuivre et de l'or. Les médecins modernes pensent encore que le soufre en est le principe minéralisateur essentiel. Cette opinion est fondée principalement sur l'efficacité qu'elles déploient dans les affections cutanées, contre lesquelles en effet le soufre est réputé spécifique. J'ai vu arriver à Loëche un chirurgien célèbre du Piémont, affecté d'une maladie dartreuse, et qui, désappointé de ne point trouver aux sources thermales l'odeur caractéristique d'acide hydro - sulfurique, fut sur le point de repartir sans avoir même fait l'essai des eaux; et tout en les prenant, il ne cessa de soutenir qu'elles ne pourraient guérir ses dartres, puisqu'elles n'étaient pas sulfureuses, jusqu'à ce que la poussée et l'amélioration qui en est la conséquence presque certaine, eussent changé sa conviction et son langage.

Cependant Naterer, Rouelle, Razoumowski et d'autres savans s'étaient assurés que les eaux de Loëche ne contenaient ni sulfure, ni acide hydro - sulfurique, tandis qu'ils étaient tous d'accord sur la présence des sels à base de chaux.

L'analyse publiée plus tard par M. Morell, commença à fixer l'opinion sur les véritables principes minéralisateurs des sources de Loëche. Les deux analyses que MM. Payen et Duplan firent en 1824 et 1828, avec l'eau minérale que le premier avait apportée à Paris, dans des bouteilles exactement cachetées, sont bien plus complètes et plus fidèles que la précédente. M. Payen admet l'existence de l'hydrogène sulfuré; il trouva à plusieurs bouteilles la saveur et l'odeur caractéristiques de ce gaz. Sa présence fut rendue plus évidente encore, par l'emploi des réactifs chimiques convenables. Toutefois, d'après cette analyse, les proportions d'acide hydro-sulfurique sont extrêmement faibles et en quelque sorte indéterminées; il n'en fut découvert aucun vestige dans trois bouteilles qui avaient été conservées avec le même soin que les autres; le mercure et l'acide arsénieux n'indiquaient pas sa présence, et l'eau était parfaitement inodore. Ce dernier résultat est celui que M. Payen aurait toujours obtenu, s'il avait pu exécuter son travail aux bains de Loëche. En 1827, sur la demande de la société helvétique des sciences naturelles, M. Brunner, professeur de chimie à l'académie de Berne, et M. Pagenstecher, pharmacien de la même ville, se rendirent à Loëche, et procédèrent sur les lieux à l'analyse des eaux. Voici, d'après ces deux savans, quelle est leur composition chimique. Il en résulte que l'eau de toutes les sources est sensiblement la même, et qu'il n'y a d'autre différence que la proportion et l'abondance de certains principes minéralisateurs.

Vingt-quatre onces d'eau de la source de Saint-Laurent contiennent en principes gazeux :

Acide carbonique.	0,357 po. cub.
Gaz oxigène.	0,256
Azote.	0,462
	1,075 po. cub.

En principes fixes :

Sulfate de chaux.	17,083 grains.
— de magnésie.	2,654
— de soude.	0,678
— de strontiane.	0,043
Chlorure de sodium..	0,073
— de potassium..	0,027
— de magnesium.	0,036
— de calcium.	une trace.
Carbonate de chaux.	0,476
— de magnésie.	0,005
— de protoxide de fer.	0,032
Silice.	0,136
Nitrate..	une trace.
	21,241 grains.

En outre, on observe à toutes les sources, le dégagement presque continuel de grosses bulles d'un gaz parfaitement inodore, qui soumis à l'analyse, a donné les résultats suivans :

Gaz acide carbonique.	1,017 parties.
Oxigène.	0,462
Azote.	98,521
	100,000 parties.

J'ai su que les deux chimistes distingués auxquels nous devons cette analyse, furent très surpris du résultat qu'elle leur présenta. Quelques raisons qu'on puisse avoir de la croire fidèle, on doit désirer cependant que les savans entreprennent de nouvelles recherches pour éclairer le mode d'action si étonnant des eaux de Loëche. Ces sources, en effet, d'après les analyses connues, ne se distinguent d'un grand nombre d'autres par aucun agent particulier. L'azote, qui forme les quatre-vingt-dix-huit centièmes de leur principe gazeux, se rencontre dans toutes les eaux sulfureuses des Pyrénées, à Luxueil, Néris, Bourbonne - les - Bains, etc. Le sulfate de chaux, qui est le principe minéralisateur le plus abondant des eaux de Loëche, est dépourvu, à ce qu'on croit, de toute propriété médicale. Ce sel donne leur crudité aux eaux de puits; on le trouve encore aux thermes de Bourbon-Lancy, Bourbonne-les-Bains, Balaruc, Aix, Bagnères-de-Bigorre, Saint-Gervais, Saint-Julien, Bourbon-l'Archambault, Dax, etc., etc. Combien d'eaux minérales contiennent le sulfate de magnésie, le sulfate de soude, le carbonate de fer, le carbonate de chaux et le carbonate de magnésie ! Où ne trouve-t-on pas de la silice, principe massif, insoluble, que la nature a prodigué, et tient en suspension dans presque toutes les sources thermales ?

Quoiqu'une pratique de plusieurs années m'ait démontré que les préparations calcaires jouissent d'une grande efficacité dans certaines espèces de maladies cutanées, il ne viendra cependant à l'idée de personne, que les belles guérisons de dartres et de scrofules qui s'opèrent chaque année aux bains de Loëche , doivent être attribuées à quelques grains de sulfate de chaux et de carbonate de chaux. On aurait tort d'ailleurs, de vouloir rapporter à un principe unique une action médicamenteuse qui se compose de la réunion et de la combinaison de plusieurs substances. Il ne faut pas même s'étonner que des eaux minérales dont la composition est la même, mais qui diffèrent par la proportion de leurs principes constituans, agissent diversement, lorsque nous voyons dans la nature, des exemples sans nombre de pareils phénomènes; lorsque nous voyons des proportions différentes d'oxigène, d'hydrogène et de carbone, donner naissance à des produits si étrangement opposés.

On ne saurait nier, en outre, que le calorique des eaux, et surtout leur état électrique, ne jouent un rôle très important dans l'histoire des eaux minérales. Aucune expérience positive n'est venue confirmer cette opinion, mais elle a été émise par un si grand nombre de savans, et s'accorde si bien avec le raisonnement, qu'elle est devenue en quelque sorte une vérité vulgaire. Les eaux minérales contiennent beaucoup d'électricité, et peut-être est-ce à la présence de cet agent invisible et impalpable qu'on doit rapporter la propriété qu'ont plusieurs d'entre elles de guérir les mêmes maladies chroniques, quoiqu'elles diffèrent par leur composition chimique. Lorsque le temps est orageux et fortement chargé d'électricité, les eaux de Loëche manifestent une action plus énergique , plus palpable et plus immédiate. Quelques malades sentent un frémissement tout-à-fait électrique à la peau; les plus impressionnables, ont éprouvé des piqûres et des commotions. Mais par les temps froids et humides, les phénomènes résultant de la présence de l'électricité, ne sont pas aussi vivement aperçus par les malades. Les mêmes remarques ont été faites, et sont consignées dans l'ouvrage de M. le docteur Bertrand, sur les eaux du Mont-d'Or.

PROPRIÉTÉS MÉDICALES.

Un grand nombre de personnes, s'appuyant de l'au‑
torité de quelques médecins, pensent que le chan‑
gement de lieu, le voyage, l'habitation de la campagne,
l'air vif et pur des montagnes, les distractions et les
amusemens qu'on se procure aux eaux minérales,
entrent pour beaucoup dans les guérisons qui s'y opè‑
rent. On ne peut certainement pas révoquer en doute
les influences hygiéniques et morales sur la santé, sur‑
tout lorsqu'il s'agit de malades qui ont supporté des
écarts de régime, les veilles, les fatigues, les privations
ou les chagrins. Mais à Barèges, Loëche, Néris, Plom‑
bières, etc., etc., la nature est triste et sauvage, et ces
thermes seraient plutôt des lieux d'exil, que le rendez‑
vous des plaisirs. Si Bagnères, Cauterets, Aix‑la‑Cha‑
pelle, Saint‑Gervais, Bade, Spa et plusieurs autres éta‑
blissemens sont plus privilégiés, on voit cependant que
les malades qui s'y rendent sur une fausse indication,
éprouvent une augmentation de souffrances, et sont
forcés d'interrompre l'usage des eaux. Ainsi, que le mé‑
decin se persuade bien que le choix d'une source ther‑

male est une chose importante, et que les sites pittoresques, les bals et les plaisirs ne peuvent remplacer l'effet de celles qui sont parfaitement appropriées à l'état des malades, ni détruire les funestes conséquences de celles qui leur sont contraires.

Quelle que soit la sagacité d'un médecin, il n'est pas exempt d'erreur, et c'est moins la faute de son jugement que de son art. Les règles de l'observation sont fugitives et variables ; il n'y a que les lois mathématiques qui ne trompent jamais. Il sera donc possible que le médecin expérimenté ne rencontre pas juste en prescrivant des eaux minérales qui paraissent, d'après les données de l'expérience, parfaitement applicables à un cas de maladie. Mais les fautes seront rares et en général peu préjudiciables. L'un des points les plus importans à signaler, sera l'incompatibilité d'une source thermale avec certains tempéramens, et quelques affections chroniques déterminées.

Les eaux de Loëche doivent être interdites aux personnes d'un complexion pléthorique, menacées d'un épanchement sanguin cérébral ; elles seraient funestes dans les paralysies qui surviennent après une attaque d'apoplexie, et dans l'anévrisme du cœur et des gros troncs artériels,

Elles sont rarement efficaces dans les maladies internes des yeux et des oreilles. On pourrait seulement les employer avec succès dans l'inflammation vraiment scrofuleuse des paupières, ou dans les affections dartreuses occupant les organes externes de l'audition.

On n'a point observé que les eaux de Loëche réussissent dans l'angine chronique, dans l'engorgement des amygdales, et dans la phthysie laryngée ou trachéale, à moins que ces lésions ne fussent évidemment liées à une maladie cutanée, ou ne coïncidassent avec sa disparition.

Quoique la phthisie pulmonaire soit, de l'avis d'un grand nombre de médecins, une maladie scrofuleuse, elle reçoit de l'usage des eaux de Loëche une rapide et fatale aggravation. On pourrait en excepter quelques engorgemens muqueux et partiels du poumon, et le catarrhe chronique, où il n'existe ni tubercules, ni disposition à l'hémoptysie, ce qu'il est très difficile de déterminer. Cependant j'ai vu à Évian (Savoie), un médecin qui a pris les bains de Loëche, pour une affection de poitrine qui était considérée comme une phthisie pulmonaire. Réduit à un état de faiblesse et de dépérissement considérable, les médecins à qui il fit part de son projet, crurent qu'il mourrait en route, ou après l'usage des premiers bains. Il guérit d'une manière merveilleuse et extrêmement rapide. Cet exemple presqu'unique, et d'ailleurs trop peu circonstancié, ne peut en détruire plusieurs autres d'une conclusion tout opposée. Les phthisiques qui ont voulu, malgré l'avis des médecins, prendre les eaux de Loëche, ont avancé leur mort, et l'on ne doit jamais les conseiller dans cette terrible affection non-plus que dans l'hémoptysie, la pneumonie et la pleurésie chroniques.

Elles sont également très nuisibles dans le cancer et le squirrhe, de quelque organe que ce soit. Voici un exemple qui porte à croire qu'il est des circonstances

particulières non appréciables, où les eaux procurent
un soulagement dans les maladies qu'elles ont coutume
d'aggraver. Une femme valaisanne, âgée de vingt-neuf
ans, ayant été accouchée par un médecin inhabile, au
moyen du forceps, souffrait depuis neuf mois, de douleurs dans la matrice, et d'une incontinence d'urines
continuelle. Le mal croissant toujours, elle était venue
à Loëche, et déjà elle avait pris six bains, lorsque je fus
prié de l'examiner. Les grandes lèvres avaient un volume
quadruple de l'état normal; elles étaient dures, tuber-
culeuses, sensibles au toucher, et présentaient deux
ulcérations sans caractère particulier. La matrice était
considérablement abaissée, et son col béant paraissait
à l'orifice du vagin. Il était dur, rénitent, douloureux,
et d'un volume considérable. Lorsque le doigt voulait
forcer un peu le passage, il était comme pressé par un
anneau cartilagineux, et déterminait de vives souffrances.
Il y avait un écoulement d'un blanc jaunâtre, assez abondant, mais sans odeur; les urines s'échappaient goutte
à goutte; la station et la marche étaient impossibles. Du
reste, les fonctions nutritives n'étaient pas notablement
altérées. Cette femme n'avait eu d'autre maladie qu'une
gale opiniâtre, qu'elle avait conservée une année entière, malgré les traitemens les plus énergiques.

Les premiers bains, loin d'augmenter les symptômes
de cette maladie, évidemment cancéreuse, avaient
produit une diminution notable dans l'engorgement
des lèvres; et ce résultat inattendu faisait concevoir
l'espérance d'une amélioration plus prononcée, en
continuant l'usage des eaux.

Les bains de Loëche ne conviennent point dans les névralgies proprement dites, à moins qu'elles ne soient produites par une cause rhumatismale, ou une affection dartreuse répercutée, comme on le voit fréquemment pour la sciatique. Elles peuvent, au contraire, rendre d'éminens services dans cette classe de maladies qu'on désigne du terme vague et général de névroses.

Les personnes sujettes à des accès de goutte caractérisée, ont vu leurs accès augmenter de fréquence et d'intensité, soit pendant l'usage des eaux, soit pendant les années qui ont suivi.

On doit également les proscrire dans toutes les lésions organiques des reins, de la vessie et de son col, et dans le rétrécissement du canal de l'urêtre. Mais elles pourraient être utilement employées dans l'état catarrhal de ces organes, dans le relâchement des tissus, et dans l'atonie des fonctions. La moitié des phlegmasies chroniques des voies urinaires, dépendent d'un vice dartreux, et quelquefois rhumatismal.

Les eaux de Loëche ont produit des effets merveilleux dans l'ozène et dans le corysa chronique, à quelque cause qu'on doive l'attribuer. Elles ne sont pas moins salutaires dans les engorgemens lymphatiques du foie, de la rate et du mésentère, ainsi que dans plusieurs cas d'inflammation de l'estomac et des intestins. J'ai vu à Loëche, M. B***, procureur général à la cour royale d'A***, qui était atteint d'un empatement du foie, accompagné d'ictère, et d'une telle dypsnée qu'il pouvait à peine faire quelques pas sans crainte de suffocation. Il fut guéri par les bains et les douches, et un mois après son arrivée, il gravissait les montagnes avec facilité.

L'existence des hémorroïdes est une indication favorable pour l'emploi des eaux de Loëche ; elles ont quelquefois procuré la guérison, et l'on se trouve bien en pareil cas de joindre aux autres moyens, des lavemens avec l'eau minérale.

On recommande particulièrement les eaux de Loëche pour la suppression des règles, et en général pour les maladies qui surviennent aux époques orageuses de la première menstruation, et de l'âge critique. On les dit très efficaces dans la leucorrhée provenant d'atonie, de débilité. Pour moi, j'ai vu quelques écoulemens augmenter pendant l'usage des bains, et d'autres qui n'existaient pas, survenir et persister avec opiniâtreté après la cure. Cependant je conçois les guérisons qui s'opèrent dans tout état catarrhal de la muqueuse génito-urinaire, survenant après la disparition d'un exanthème cutané.

On garde à Loëche le souvenir d'une ou deux guérisons d'hydropisie ascite ; cependant je ne conseillerais ces thermes aux malades atteints de cette affection, que si un grand nombre de circonstances concomittantes en faisaient une indication rigoureuse.

Toute paralysie ne dépend pas d'une lésion du cerveau ou de la moelle épinière ; car alors, nous le répétons, les eaux de Loëche seraient nuisibles. Mais il y a différentes paralysies partielles plus ou moins graves, qui sont occasionnées par une affection rhumatismale. Elles rentrent dans la classe des rhumatismes, où les eaux de Loëche offrent de grandes chances de guérison; on pourrait en citer plusieurs exemples authentiques. Enfin il existe une espèce de paralysie, la plus grave de toutes, qui survient graduellement, et attaque avec plus ou moins de force presque tout l'appareil locomoteur. Cette paralysie n'est jamais complette, la mort autrement en serait la suite ; les malades se plaignent à la fois d'un grand sentiment de faiblesse, de raideur, et d'une contraction spasmodique des membres, qui varie incroyablement par l'effet de causes diverses, et surtout des affections morales. Je n'ai rencontré ces exemples de paralysie, heureusement fort rares, que chez des personnes qui ont éprouvé de profonds chagrins, ou qui ont épuisé la coupe des jouissances humaines. Les bains de mer ont été utiles à quelques malades, et plusieurs trouveront à Loëche, sinon une guérison, du moins un notable soulagement.

Enfin, il est quatre ordres de maladies dans lesquelles l'application bien entendue de ces bains, répondra de la manière la plus satisfaisante au vœu des médecins. Je vais les faire connaître successivement : -

1° On ne saurait trop préconiser les eaux de Loëche dans les scrophules et leur innombrable famille; dans les engorgemens glanduleux du cou, des aisselles, des aines et surtout du mésentère; dans les tumeurs blanches des articulations, les fistules, les ulcères atoniques et scrophuleux. Les goîtres se dissipent ordinairement pendant l'usage des bains de Loëche, mais ils se reproduisent plus tard, sous l'empire des causes sans cesse agissantes qui engendrent cette affection.

Il serait extrêmement facile de multiplier les ob-servations des maladies lymphatiques diverses qui ont été guéries par une ou deux saisons des eaux de Loëche. L'un des exemples les plus frappans et les plus merveilleux, est celui d'un prince d'une maison royale d'Europe, dont presque tous les membres étaient en proie à une affection scrophuleuse. Il fréquenta ces thermes pendant deux années, et se vit délivré d'an-ciens ulcères qui étaient entretenus par le germe des maladies héréditaires dans sa famille. Depuis plusieurs années qu'a eu lieu cette belle guérison, au-cune rechute, aucun symptôme, n'ont fait craindre qu'elle ne fût pas entière et définitive.

2° Toutes les dartres, de quelque espèce qu'elles soient, trouvent dans les eaux de Loëche, un remède des plus efficaces; s'il faut en croire quelques médecins, elles en guérissent quatre-vingt-dix sur cent. Ce que j'ai vu à Loëche, et depuis mon retour, m'a prouvé qu'il y avait exagération dans ce nombre. Il est malheu-reusement des affections cutanées incurables; il en est dont le remède n'est point connu. On doit le trouver, s'il existe, dans le choix d'une source minérale parfai-tement convenable.

On a prétendu, mais à tort, que les thermes de Loëche avaient peu d'efficacité dans les dartres squam-meuses et furfuracées. Il faut noter toutefois que les dartres arrondies et circonscrites, et celles qui occupent les lèvres, le scrotum et le pourtour de l'anus, sont d'une guérison plus difficile que les autres espèces. J'ai vu précisément les eaux de Barèges, de Cauterets et de

Bagnères de Luchon agir avec une grande énergie dans des cas pareils; mais aussi, combien ne pourrait-on pas citer d'exemples où les bains de Loëche ont triomphé des maladies cutanées les plus opiniâtres, qui avaient résisté à l'action si puissante des eaux sulfureuses.

On doit ranger dans la même catégorie, toutes les affections d'origine psorique, et un grand nombre de maladies de peau qui tendent à se reproduire à plusieurs reprises dans le cours de la vie; telles que les boutons et les rougeurs du front et de la face, la couperose, les furoncles, les érysipèles, etc.; l'existence ou le renouvellement de pareils symptômes, dénotent une constitution maladive qui réclame le secours des bains de Loëche.

Lorsqu'une source thermale a fait disparaître, sans perturbation intérieure, une affection cutanée, doit-on regarder la guérison comme achevée, et s'abstenir de tout remède? Après un traitement quelconque des eaux, il est extrêmement rare qu'une maladie chronique de quelque importance soit entièrement anéantie. Cependant lorsque cet heureux résultat est obtenu, tout remède doit cesser. Mais, trop souvent, une dartre qui avait momentanément disparu, tend à se reproduire après un temps plus ou moins long, tantôt avec le même caractère, et tantôt sous une forme et en des endroits différens. Il n'est pas sans exemple qu'une maladie chronique d'une nature plus grave succède à l'affection dartreuse. Aussi, dès que l'amélioration obtenue par le bénéfice des eaux, s'arrête ou rétrograde, et lorsque après une guérison apparente, de nouveaux symptômes de maladie se déclarent, on doit recourir aussitôt à un traitement rationnel. Un régime sévère, dont tous les excitans seront bannis, les sucs épurés des plantes fraîches et amères, des bains adoucissans, et quelques laxatifs, sont les moyens les plus propres à enrayer les progrès du mal désorganisateur, jusqu'à ce qu'il soit permis de recourir une seconde fois à l'action des eaux minérales, si elles sont toujours indiquées par les symptômes de la maladie.

3° Les eaux de Loëche ont été spécialement, et à juste titre, recommandées dans les rhumatismes chroniques. Cette affection peut être héréditaire, et après avoir en quelque sorte, sommeillé dans l'économie animale, éclater tout à coup à un âge plus ou moins avancé, et sous des formes diverses. Elle se développe quelquefois par l'exposition à des vicissitudes brusques et fréquentes de température, et aux exhalaisons qui s'échappent des lieux bas et humides, de l'eau stagnante des marais, ainsi que des maisons froides et nouvellement bâties. D'autres fois, elle survient sans cause connue, et comme une transformation de quelques maladies chroniques. J'ai des exemples frappans de ce que j'avance ici.

Les rhumatismes présentent des anomalies fort singulières. On voit les personnes qui en sont atteintes, malheureux baromètres vivans, annoncer avec autant de précision que les instrumens physiques, toutes les variations atmosphériques; j'ai eu de fréquentes occasions de constater la justesse, je dirai presque l'infaillibilité de tels pronostics. Ce n'est pas seulement le passage de la chaleur au froid et du beau temps à la pluie, qui sont pressentis par les rhumatisans. Leurs douleurs se réveillent quelquefois avec une grande force, dans les jours de transition d'une saison à l'autre, et par toute variation électrique qui précède ou détermine les changemens de temps. La plupart sont incommodés par le froid et surtout par l'humidité; quelques-uns sont soulagés à l'époque des saisons froides et des temps pluvieux, et souffrent beaucoup plus l'été. J'ai observé pendant plusieurs années, et en même temps, un certain nombre de malades atteints de rhumatismes, et je remarquais en effet que presque tous étaient affectés par les mêmes causes, d'un accroissement de souffrances; mais il y avait des cas individuels qui échappaient aux règles générales, et trompaient mon pronostic.

La plus grande partie des eaux minérales ont été préconisées dans le traitement des rhumatismes. Indépendamment des circonstances individuelles, qui doivent faire accorder la préférence à l'une plutôt qu'à l'autre, il y a certainement dans les rhumatismes mêmes, des symptômes particuliers et caractéristiques qui indiquent l'emploi de certaines eaux, et en repoussent d'autres. Il n'entre pas dans le but de cette simple notice, de traiter une question aussi vaste, ni de réfuter les opinions absurdes que des esprits peu observateurs ont essayé d'introduire depuis quelque temps, dans l'histoire des affections rhumatismales; il me suffit d'appeler sur ce sujet l'attention des médecins, et de noter que les eaux de Loëche réussissent parfaitement dans les rhumatismes musculaires chroniques, et beaucoup moins bien dans toutes les autres espèces. Elles peuvent-être employées avec un grand succès dans les rhumatismes répercutés sur les organes internes, soit en détruisant la maladie elle-même par une action spécifique, soit en établissant sur l'appareil tégumentaire une salutaire dérivation.

Il n'est peut-être pas inutile de faire observer que l'abus des eaux minérales, des bains chauds, et les précautions excessives que prennent certains malades sont autant de causes productrices des rhumatismes. L'usage de la flanelle, des fourrures et de tous les moyens qui favorisent la transpiration, a pour conséquence naturelle de rendre plus frileux, plus impressionnable aux changemens de température. Je me suis efforcé, dans ma pratique, et non sans quelque succès, de faire perdre graduellement à plusieurs malades ces habitudes vicieuses; et je regarde leur guérison comme probable lorsqu'ils arrivent à prendre d'abord des bains frais, et plus tard des bains de rivière, et des bains de mer.

4° On croit généralement, et cette opinion est fondée sur l'autorité de M. Payen, à qui nous devons une Notice remarquable sur Loëche, que ces thermes doivent être sévèrement interdits, non seulement dans les maladies nerveuses, mais encore aux personnes douées d'une excessive sensibilité. « Je connais, ajoute cet auteur, plusieurs malades venus à Loëche pour des incommodités légères, et qui ont conservé plusieurs années la susceptibilité nerveuse vraiment maladive qu'ils avaient contractée à ces thermes. » Malgré cette assertion, je ne balance pas à proposer les eaux de Loëche, pour combattre une foule de maux qui ont leur siège dans le système nerveux cérébral ou ganglionnaire, et dont la douleur qui les accompagne fait de la vie un long et continuel martyre.

Il y a des personnes qui ne croient pas aux maladies du système nerveux, et qui demandent sans cesse quelle est la cause déterminante du désordre de ses fonctions. En dernière analyse on pourrait faire la même question pour chaque maladie. La médecine clinique se borne à recueillir des observations et des faits pour leur appliquer les indications curatives que l'expérience a marquées de son sceau ; et elle ne s'inquiète guère des *pourquoi* interminables avec lesquels on pourrait pousser le raisonnement le plus sûr jusqu'à ses dernières limites. Elle a constaté que le système nerveux, ce réservoir de la vie, la source de la sensibilité physique et morale, c'est-à-dire de toutes les facultés qui constituent l'homme, a son état de santé et de maladie, de vigueur et de faiblesse natives, de force acquise et d'appauvrissement, de direction saine et d'écart anormal. Quelques médecins ont aussi voulu nier les maladies nerveuses essentielles ; mais la mort, ce grand et infaillible juge de toutes les erreurs humaines, leur a donné et leur donne tous les jours d'éclatans démentis. Combien de lésions nerveuses, accompagnées des plus épouvantables désordres, ne laissent, après la mort, à nos yeux grossiers, aucune trace de leur passage ! Ces maladies, à des degrés différens, sont les plus communes, les plus terribles et les plus difficiles à guérir. Les causes qui les engendrent ne sont pas moins variées que leur nature. Les unes sont physiques, les autres morales. Je me contenterai d'indiquer quelques-unes des premières ; quant aux secondes, je les passe sous silence : il faudrait écrire toute une histoire philosophique de la vie.

Tous les excitans extérieurs mécaniques ou physiques, peuvent agir sur le système nerveux, le troubler, l'irriter, le jeter dans les plus graves perturbations. La retrocession de tout exanthême, la disparition de toute maladie éruptive, boutons, pustules, rougeurs, taches, gale, dartres, érysipèle, ont été suivies tantôt immédiatement, et tantôt à une époque éloignée, des accidens les plus terribles, et même de la mort. Qu'on lise les recueils d'observations pratiques, et l'on verra avec étonnement qu'un grand nombre de cas d'aliénation mentale, de phthisies pulmonaires, de cancers, d'hydropisies, etc. ; ne reconnaissent point d'autres causes ; ou du moins ces deux phénomènes étaient dans une si étroite connexité, que malades et médecins durent rapporter l'origine des uns à la disparition des autres. Il arrive aussi maintes fois, que l'établissement subit à la surface du corps, d'un abcès, d'un érysipèle, et surtout d'une dartre, a fait disparaître comme par enchantement, les accidens des plus cruelles maladies. J'ai vu très souvent, et les ouvrages sont pleins de pareils exemples, l'épilepsie, la manie, l'asthme, la mélancolie, l'hypocondrie, l'hystérie, céder presque sans traitement, lorsqu'une éruption cutanée venait à se déclarer, et sévir de nouveau avec les plus effrayans symptômes, si une imprudence ou des moyens intempestifs faisaient refluer vers les organes internes le mouvement critique et maladif que la nature s'efforçait de reporter au dehors. Aussi, bien avant que ces faits fussent évidens pour moi, j'avais remarqué avec étonnement, que les dépuratifs me réussissaient fort souvent dans les maladies nerveuses, tandis qu'elles n'étaient que médiocrement soulagées, lorsqu'elles n'étaient pas exaspérées par les antispasmodiques.

Les eaux de Loëche peuvent être prescrites avec certitude dans tous les cas de maladie nerveuse, qui ont été précédés d'une affection cutanée, de quelque nature qu'elle soit. Elles produiront un effet plus puissant encore, lorsque la disparition de l'une aura immédiatement donné naissance à l'autre. Je ne mets pas en doute qu'il ne fût possible de guérir quelques cas peu graves d'aliénation mentale, où l'excitation cérébrale serait peu prononcée. Cet essai a été tenté d'une manière incomplète, sur une jeune personne idiote et rachitique, dont la conformation cérébrale était d'ailleurs vicieuse; sa position fut considérablement améliorée par les eaux de Loëche; et elle parvint à un état de santé et d'intelligence qui permit de la marier. Il faudrait des circonstances particulières très décisives, pour faire espérer quelque succès dans le traitement de l'épilepsie; mais il n'en est pas de même de l'hystérie, de l'hypocondrie, et de plusieurs névroses des voies digestives; un grand nombre de personnes atteintes de ces affections ont trouvé leur guérison à Loëche.

Enfin, il existe de ces états de langueur indéfinissables, d'épuisement nerveux, de difficulté de vivre, de

souffrances chroniques ou de douleurs aigues, qui effleu-
rent tous les organes sans constituer une maladie saisis-
sable; de ces états obscurs, incompréhensibles, inex-
plicables, pour lesquels l'art des médecins est presque
impuissant, que tout remède aggrave, et qui, cependant, abandonnés à eux-mêmes, empirent de jour en
jour, en dépit du régime..... Il ne faut pas craindre de
tenter les bains de Loëche dans ces cas désespérés. La
secousse de la poussée peut provoquer dans l'organisme
une réaction salutaire, et sauver le malade de la maladie
et de lui-même.

MODE D'ADMINISTRATION.

On dit généralement qu'il faut se préparer à la cure des eaux minérales par quelques jours de repos ; mais à moins de fatigue excessive, on se baigne sans retard, en arrivant à Loëche. Les vomitifs, les purgatifs, les saignées, qui étaient autrefois des préliminaires de rigueur, sont à peu près tombés en désuétude. Les femmes doivent autant que possible commencer le traitement immédiatement après une époque menstruelle. L'intervalle qui s'écoule entre les deux mois suffit pour une *cure*. Celles qui ne prennent pas cette précaution, sont forcées d'interrompre les bains pendant trois ou quatre jours, quelquefois, au moment où les phénomènes physiologiques résultant de l'action des eaux, sont en pleine activité ; ce qui n'est pas sans inconvénient, quoiqu'on dise le contraire.

On prend les eaux de Loëche en boisson, en douche et en bain. On peut aussi s'en servir en lavement, en injection et en lotions. On prescrit de préférence l'eau en boisson, pour dissiper les engorgemens lymphatiques des poumons ; la douche pour fondre les obstruc-

tions des viscères, résoudre les engorgemens glanduleux, et ranimer la vitalité de la peau ; et les bains dans
la presque totalité des cas.

Il se passe souvent plusieurs années à Loëche, sans
qu'on ait un seul exemple d'une *cure* exclusive par la
boisson. Si elle était nécessaire, si des circonstances
impossibles à déterminer, forçaient de renoncer aux
bains, voici la méthode qu'il serait convenable de
suivre : On commence le traitement par un seul verre
d'eau de la source Saint-Laurent, et l'on augmente tous
les jours d'un verre, jusqu'à dix et même douze, à la
distance d'un quart d'heure, l'un de l'autre. On peut
en boire les deux tiers le matin, et l'autre tiers dans
l'après midi, en ayant soin de les prendre deux heures
et demie après, et une demi-heure au moins avant les
repas. On doit en seconder l'effet par un exercice modéré. On continue le maximum des verres pendant six
ou huit jours ; et l'on diminue ensuite tous les jours
d'un verre jusqu'à la fin. L'eau thermale pure est ordinairement bien supportée ; on peut cependant la cou-
per avec du lait, et l'édulcorer avec le sucre ou quelque
sirop adoucissant. Du reste, sans suivre ce mode de
traitement, on prescrit à tous les malades, à moins que
la boisson des eaux ne trouble les fonctions de l'estomac,
d'en prendre un ou plusieurs verres jusqu'à six ou huit,
les uns avant de se mettre au bain, et les autres pendant
le bain même.

Les douches sont recommandées particulièrement
aux sujets d'un tempérament lymphatique, dans les tumeurs blanches des articulations, dans l'engorgement

des glandes et des viscères, dans les dartres, les rhumatismes et les paralysies, dans la paresse des fonctions
digestives et dans la suppression des règles. On les
prend depuis cinq jusqu'à vingt minutes au plus ; elles
doivent être dirigées sur la partie du corps qui est le
siège du mal. Les douches favorisent et augmentent
l'action puissante des bains ; mais elles sont nuisibles
dans les affections nerveuses, et on doit les prescrire
avec ménagement aux malades d'une complexion déli-
cate et à ceux qui sont chargés d'embonpoint, ou qui
sont disposés aux congestions cérébrales.

On pratique pendant le bain, et dans la journée, des
lotions avec l'eau thermale sur la figure et à la tête ,
lorsque ces parties sont malades. La nuit, on peut laisser sur le mal des compresses trempées dans l'eau de
la source. Cette méthode est spécialement usitée pour
la couperose et les dartres de la face. Les injections
sont utiles pour combattre la leucorrhée ; et les lavemens, pour détruire la constipation et calmer les douleurs hémorrhoïdales.

Il pourrait se présenter des circonstances où les bains
étant contre-indiqués, il fût nécessaire de ne prendre
que des bains de siège ou tout autre bain local. On a
remarqué à Loëche que les personnes attaquées de dartres, de gonflemens lymphatiques, ou d'ulcères scrophuleux aux membres inférieurs, obtenaient des résultats très favorables et très rapides, en plongeant, pendant plusieurs heures, la partie affectée dans le réservoir
de la source, dite le bain de pieds. Quoique sa composition ne diffère en rien des autres, et qu'elle soit bien

moins chaude que la source Saint-Laurent, on conçoit
que l'eau jaillissante, et l'émission continuelle des principes gazeux, et surtout de l'azote, mis en contact avec
le mal, puissent agir plus efficacement sur l'affection
locale, pourvu toutefois qu'on ne néglige pas le traitement interne ; car, on ne doit pas oublier que presque
toutes les maladies extérieures ne sont que des symptômes d'un mal constitutionnel. Il semble que la nature
prévoyante ait voulu frapper nos sens, pour éveiller
notre prudence, et nous mettre sur la trace de l'en-
nemi caché qui nous menace.

On prenait autrefois à Loëche des bains de huit à dix
heures, et même davantage. Aujourd'hui on ne les prolonge guère au-delà de cinq à six heures, partagés en
deux fois, et les guérisons ne sont ni moins nombreuses,
ni moins rapides. C'est principalement à M. le docteur
Gay qu'est due cette heureuse modification. Je ne doute
pas qu'il ne fût possible d'en abréger encore la durée
sans nuire à leur efficacité. On débute ordinairement
par un bain d'une heure. On augmente tous les jours
d'une heure, jusqu'à ce qu'on soit parvenu à cinq ou
six heures de bain. Le second, ou le troisième jour,
on prend un bain le matin, un autre dans l'après-midi ;
ce dernier est de moitié plus court que le premier. Il
ne faut pas que le malade attache une trop grande importance à cette distinction des heures ; elle est pure-
ment arbitraire et commandée par l'heure des repas.
On appelle le maximum des heures de bain, *haute bai-
gnée*. On la continue, si rien ne s'y oppose, pendant
douze à quatorze jours. On commence la *débaignée*,

c'est-à-dire, qu'on diminue graduellement la durée des
bains, lorsque les phénomènes produits par l'action des
eaux s'affaiblissent et tendent à disparaître. La débaignée se faisait autrefois dans l'ordre inverse de la bai-
gnée ascendante, et cette méthode était fort ration-
nelle; on se contente aujourd'hui de faire prendre
dre deux ou trois bains; les premiers, de deux heures,
le dernier, d'une heure, et tout est fini. La durée totale
d'une *cure* est de vingt-un à vingt-cinq jours. Mais lorsque la guérison n'est pas complète, et que l'amélioration obtenue suit une marche progressive, on peut prolonger les bains au-delà de ce terme, et les continuer
aussi long-temps qu'ils opèrent des résultats avanta-
geux.

DES PHÉNOMÈNES

PRODUITS PAR LES EAUX DE LOECHE.

—

DE LA POUSSÉE.

—

La plupart des malades n'éprouvent rien dans les premiers jours où ils prennent les eaux de Loëche. Plus tard, il se déclare ordinairement des symptômes variés, plus ou moins intenses, qui sont parfois précurseurs de la poussée, mais qui surviennent aussi indépendamment de cette éruption : tels sont, des pesanteurs de tête, des maux de dents, des nausées, la perte d'appétit, la constipation ou la diarrhée. Le sentiment de la soif tourmente tous les malades; plusieurs boivent avec avidité, pendant le bain, l'eau de la source Saint-Laurent, qui est à plus de 40 degrés.

Il survient assez souvent une oppression légère, qui persévère quelque temps après avoir cessé tout traitement. Cette oppression doit-elle être attribuée à la nature des eaux, à leur température ou à la longueur des bains? C'est ce qu'on ignore; mais elle est tout-à-fait sans danger. On a parlé des vertus diurétiques des eaux de Loëche; mais en émettant cette opinion, on n'a pas assez tenu compte de la quantité qu'on en boit, et de la masse qui est absorbée par la peau et versée dans le torrent de la circulation. Un grand nombre de personnes éprouvent pendant la *cure*, et long-temps après, une légère moiteur qui leur était inconnue, et qu'on doit considérer comme l'un des bienfaits des eaux thermales. Il a été question précédemment d'une aggravation sensible du mal, et du réveil d'anciennes douleurs qui se manifestent quelquefois au début d'un traitement; ce phénomène qui a été souvent observé par M. Bertrand, aux eaux du Mont-d'Or, et que j'ai vu se reproduire à plusieurs sources thermales, et surtout à celles des Pyrénées, est très commun à Loëche, et dénote l'action profonde, et en quelque sorte spécifique, des eaux. Enfin, l'un des effets les plus constans, les plus salutaires et les plus caractéristiques des bains de Loëche, est l'éruption cutanée à laquelle on a donné le nom de *poussée*, et qui suffit à elle seule pour les placer au niveau des thermes les plus renommés d'Europe.

La poussée ne paraît pas tenir à la constitution des malades, ni à la nature de leur affection. On croit qu'elle est plus forte chez les personnes qui ont habituellement la peau rugeuse et chagrinée, la chair de poule, que chez les personnes dont la peau est souple et lisse. Mais cette observation n'est pas absolue, et j'ai vu plus d'une fois le contraire. Il y a des malades qui s'étant baignés plusieurs fois à Loëche, n'ont jamais eu la poussée. Elle ne se déclare pas tous les ans chez quelques autres qui l'ont déjà éprouvée. Des personnes qui n'y étaient point sujettes pendant la cure des eaux, ont ressenti plus ou moins long-temps après, du prurit et des rougeurs en différentes parties du corps.

Quoique la poussée ne soit pas indispensable au succès d'un traitement, et qu'on cite plusieurs guérisons obtenues en l'absence de toute éruption, j'avoue qu'il est des maladies où je suis porté à la regarder comme la condition essentielle de la réussite : la puissante dérivation qu'elle opère, la modification profonde qu'elle imprime à l'organisation, l'espèce d'émonctoire qui s'établit à la peau, doivent agir avec une prodigieuse efficacité sur un grand nombre de vieilles affections.

Du reste, toutes les observations tendent à prouver que ce n'est ni à la prolongation des bains, ni à la chaleur des eaux, qui est toujours fort modérée, que cette éruption doit être attribuée. Elle est survenue chez des malades qui s'étaient contentés de prendre les eaux en boisson, et j'ai vu des personnes en présenter les symptômes les plus évidens après un seul bain d'une heure ; d'autres après le second ou le troisième bain tout aussi peu prolongé.

La poussée se déclare avec tous les symptômes qui la caractérisent du septième au douzième jour ; quelquefois avant cette époque, rarement plus tard. Sa marche est pour l'ordinaire graduelle et progressive ; mais j'ai connu un malade qu'elle saisit inopinément à la promenade, et il y eut aussitôt un tel gonflement des membres, qu'on fut obligé de l'emporter chez lui, et de le mettre au lit, après avoir coupé ses bottes et ses habits.

La poussée commence presque toujours aux environs

des surfaces articulaires, aux chevilles, aux génoux, aux coudes; elle s'étend de là au reste des membres, et s'attaque plus faiblement au tronc, et presque jamais à la figure, à la plante des pieds et à la paume des mains. Les jambes et les cuisses sont ordinairement plus entreprises que les membres supérieurs. Ce n'est pas toujours à l'organe malade ou dans son voisinage que la poussée se manifeste avec le plus d'énergie; les symptômes se montrent parfois sur une partie saine et éloignée du siège du mal. Une personne qui va depuis plusieurs années aux bains de Loëche, pour un gonflement habituel d'une cuisse dépendant d'une ancienne fracture, a éprouvé chaque fois une forte poussée à la jambe saine, tandis que la jambe malade, qui cependant s'est beaucoup fortifiée, n'a jamais été envahie par l'éruption.

Le premier symptôme de la poussée est une démangeaison plus ou moins vive dans une ou plusieurs parties du corps, accompagnée de piqûres semblables à de légers coups d'épingles, ou à la secousse de faibles étincelles électriques. A la démangeaison succèdent bientôt une cuisson incommode et même une légère brûlure; les parties qui sont affectées présentent des plaqués rouges semblables à celles de la rougeole, de la scarlatine ou de l'orticaire. Quelquefois la peau s'enflamme et se gonfle dans une grande étendue; son aspect est celui d'un érysipèle phlegmoneux qui occupe tous les membres. La rougeur et la douleur de la poussée peuvent être comparées à celles que détermine l'application d'un sinapisme.

La poussée ne présente pas toujours les mêmes carac-

tères : elle provoque quelquefois une éruption de légers
furoncles, ou de petits boutons semblables à ceux de la
gale; cette éruption se borne parfois à une simple éle-
vûre des orifices exhalans de la peau, à une forte ru-
gosité de l'épiderme. En 1835, la poussée a souvent
affecté la forme de pustules terminées par une pointe
blanche; elles laissent sur la peau comme une égrati-
gnure, et une plaie surmontée d'une petite croûte. Il y
a certainement des causes particulières qui déterminent
les variétés que présente la poussée; mais il n'est pas
possible de les assigner avec justesse; la nature de l'affection scróphuleuse, dartreuse, rhumatismale ou psó-
rique, ne suffit pas pour en rendre raison.

Lorsque la poussée parvient à son plus haut degré
d'intensité, il s'écoule une sérosité visqueuse par de pe-
tites crevasses qui se forment à la peau, ou par la
simple exhalation devenue plus active. Les compresses
de toile dont on recouvre les membres y adhèrent fortement; on les détache en les imbibant avec l'eau minérale; Le linge avec lequel on s'essuie au sortir du
bain colle sur la peau comme si elle était enduite d'une
matière glutineuse. Quelques personnes comparent
cette sensation à celle que l'on éprouve en retirant le
linge imprégné de pus d'un vésicatoire. Cette matière
collante est un indice presque certain de l'action bienfaisante des eaux de Loëche.

L'éruption ne parvient jamais à son plus haut période
sans que les malades ressentent un malaise plus ou
moins prononcé, des tiraillemens dans les membres, des
nausées, du dégoût pour les alimens, de la soif, et sur-

tout des frissons. Ils recherchent la chaleur du bain, et se placent auprès du robinet d'où s'écoule continuellement l'eau chaude destinée à réparer la déperdition du calorique qui s'opère à la surface des bassins ; tandis qu'au déclin de la poussée ils choisissent les endroits les plus éloignés de la source.

La durée et l'intensité de la poussée sont très variables chez les divers malades. L'éruption se prolonge avec des phases d'augmentation et de diminution dix, quinze et quelquefois vingt jours ; mais ordinairement la période de ses symptômes les plus essentiels est d'une semaine. Peu à peu la fièvre se calme, le malaise diminue, les douleurs s'apaisent, et les progrès vers la santé sont rapides ; quelquefois même l'amélioration commence à se faire sentir avec les premiers symptômes de la poussée. Lorsque le gonflement des membres a été très prononcé, l'épiderme se détache comme après un érysipèle et les fièvres éruptives.

La poussée ne constitue pas toujours un état maladif pareil à celui que nous avons décrit ; la plupart des malades en sont assez peu incommodés pour n'avoir besoin de prendre aucune précaution, et pour ne rien changer à leur régime et à leurs habitudes. Au reste, ces accidens ressemblent à la plupart de ceux qui accompagnent les fièvres éruptives. Le médecin, tranquille spectateur des opérations médicatrices de la nature, ne doit intervenir que pour en favoriser le libre développement, tant que les fonctions intérieures ne subissent aucune grave perturbation. On continue les bains pendant la poussée ; ils apaisent le malaise et les souffrances, qui augmentent ordinairement le soir et par la chaleur du lit. Lorsque les douleurs sont très vives on recouvre les membres, pendant la nuit, de compresses trempées dans l'eau chaude des sources, ou dans une forte décoction de racines de guimauve ou de têtes de pavots. Si la fièvre est intense, on doit observer la diète et faire usage d'une tisane de fleurs de mauves ou de violettes, et même d'une boisson acidulée avec le sirop de cerises, celui de groseilles ou de limons. Il est extrêmement rare que la saignée et les vomitifs deviennent nécessaires.

Il faut éloigner avec le plus grand soin tout ce qui pourrait empêcher l'éruption de suivre sa marche naturelle. On évitera surtout les refroidissemens, les écarts de régime et les fortes émotions. Une jeune dame ayant eu pendant la poussée un accès hystérique, l'éruption disparut à l'instant; il est vrai qu'il n'en résulta aucun inconvénient immédiat, mais je doute que la cure ait produit tous les effets avantageux.

La poussée se dissipe ordinairement d'elle-même, en continuant sans interruption l'usage des bains; mais elle laisse parfois après elle des rougeurs et des démangeaisons. On s'en est souvent débarrassé en prenant un bain de Loëche de plusieurs heures. On a recours de préférence, et quelquefois même sans nécessité, à un grand nombre de ventouses scarifiées, que l'on applique avec une rare dextérité, dans un bain particulier qui n'est pas destiné à un autre usage, et qu'on appelle pour cette raison *le Bain des Ventouses*. Lorsque ces moyens sont insuffisans, on emploie quelques purgatifs salins, et l'on pratique sur les membres des frictions avec la sauge infusée dans du vin.

On dit à Loëche qu'il est imprudent de quitter les eaux avant que les derniers symptômes de la poussée aient disparu. J'ai connu deux malades qui en étant partis trop précipitamment, conservèrent pendant toute une année des rougeurs et de la démangeaison ; les purgatifs, les sudorifiques et les bains de vapeur qu'ils prirent à Paris ne les ayant pas soulagés, ils retournèrent aux bains de Loëche, à ce qu'on rapporte, pour se délivrer de ce reste incommode de poussée. Je doute que ce fût là, en effet, l'unique but de leur voyage. Quelques personnes confondent ou feignent de confondre les derniers symptômes d'une affection psorique ou dartreuse, avec ceux de la poussée. Pour moi, je conseille aux malades atteints d'une lésion interne ou constitutionnelle, de respecter les rougeurs isolées et le prurit peu incommode qui restent quelquefois à la peau, après la disparition de la poussée. Cette éruption, déterminée par un effort salutaire de la nature, et long-temps entretenue, peut opérer une dérivation puissante et de longue durée sur un mal profond et invétéré.

Les eaux de Loëche ne sont pas les seules qui produisent une poussée. On l'observe, mais un peu moins constamment à celles de Schinznach, dans le canton d'Argovie, et quelquefois aussi à celles de Pfeffers, dans le canton de Saint-Gall. Il survient des éruptions de différens genres à plusieurs autres sources thermales, et leur apparition a toujours été un avant-coureur du rétablissement de la santé. L'ouvrage de M. Bertrand en fournit plusieurs exemples. Il rapporte qu'un grand nombre de malades atteints de catarrhes pulmonaires chroniques, ont été guéris par des éruptions dartreuses et des tuméfactions articulaires, provoquées par les eaux du Mont-d'Or. L'un d'eux fut pris, le neuvième jour de son traitement, d'une vive démangeaison suivie d'une miliaire qui s'étendit à tout le côté gauche de la poitrine. A mesure que l'éruption faisait des progrès, l'affection pulmonaire diminuait. La guérison de trois lésions chroniques de l'estomac fut précédée de rougeurs, de gonflemens et de dépôts articulaires. Dans les paralysies, dit le même auteur, la chaleur, la rougeur à la peau, et l'éruption de petits boutons, sont des indices très favorables. Ces faits ne doivent pas surprendre le médecin, lorsqu'il réfléchit que la moitié des maladies chroniques qui affligent l'humanité ont été précédées, soit dans l'enfance, soit à un âge plus avancé, de quelque affection scrophuleuse, psorique ou dartreuse; et lorsqu'il voit tous les jours, que la rétrocession des exanthêmes, en apparence insignifians, la disparition de boutons ou de simples rougeurs de la face, ont été suivies à une époque plus ou moins prochaine, des accidens les plus formidables, de gastrites opiniâtres, de phthisies pulmonaires mortelles, et d'un grand nombre d'autres lésions incurables. C'est dans des circonstances pareilles, je le répète, que les eaux minérales parfaitement choisies, et que les bains de Loëche surtout, ont produit des résultats qui surpassent toute attente.

HYGIÈNE DES BAIGNEURS.

On ne suit aucune espèce de régime aux bains de Loëche, et cette négligence est certainement préjudiciable à l'action des eaux. Les malades doivent s'abstenir de tous les mets épicés, de ragoûts, de pâtisseries, de café, de thé, de liqueurs, et de vin pur. J'ai vu quelques personnes boire plusieurs bouteilles de vin dans l'intention, disaient-elles, de favoriser la poussée. Le laitage, le poisson et la viande qu'on trouve à Loëche, sont en général de bonne qualité: les légumes sont médiocres: il y a peu de fruits. Le premier déjeuner se fait ordinairement dans le bain, le second à table d'hôte, à onze heures précises; on dîne à six heures.

Le froid humide qui règne souvent à Loëche, le matin et à la chute du jour, rend indispensables les vêtemens d'hiver pendant toute la saison des eaux. Je ne conseille point l'usage de la flanelle aux malades qui n'y sont pas accoutumés. On se couche dans un lit bien chaud, pendant une demi-heure ou une heure, immédiatement après le bain; et dans ce moment surtout où tous les pores sont ouverts, le plus léger refroidissement pourrait avoir de graves conséquences. Les personnes atteintes d'affections légères ne sont point tenues à ces précautions excessives; elles restent dans leur chambre chaudement habillées; il n'y aurait aucun inconvénient à faire une promenade au soleil, lorsque le temps le permet; ce moyen est l'un des plus propres à seconder une bonne moiteur. Les veilles et les courses fatigantes sont préjudiciables aux malades, tandis qu'un exercice modéré, réuni à l'observation des autres préceptes hygiéniques, contribue puissamment à la réussite d'une cure, et au rétablissement de la santé.

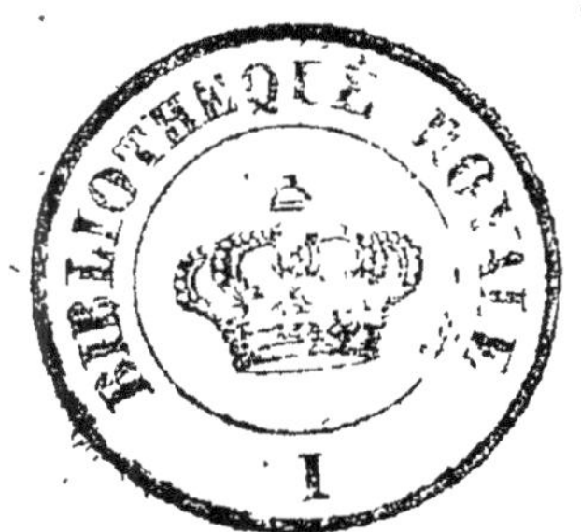

TABLE DES MATIÈRES.

	Pages.
Considérations sur les eaux minérales.	1
Du village des bains de Loëche.	17
Des sources thermales de Loëche.	21
Des établissemens des bains.	24
Propriétés physiques des eaux.	28
Propriétés chimiques.	32
Propriétés médicales.	37
Maladies dans lesquelles les eaux de Loëche ne conviennent pas.	39
Maladies pour lesquelles on doit prescrire les eaux de Loëche.	42
Scrophules, maladies du système lymphatique.	44
Dartres, affections cutanées.	45
Rhumatismes.	47
Maladies nerveuses.	49
Mode d'administration.	54
Des phénomènes produits par les eaux de Loëche. — De la poussée.	59
Hygiène des baigneurs.	68

FIN DE LA TABLE.

www.ingramcontent.com/pod-product-compliance
Ingram Content Group UK Ltd.
Pitfield, Milton Keynes, MK11 3LW, UK
UKHW020935120726
13693UKWH00003B/1351